AF320893

DES

HALLUCINATIONS

DE LA

MUSCULATION

LA CONQUÈTE DU MICROBE

PAR LE DOCTEUR E. SÉMERIE

Médecin consultant à Vichy

VICHY

WALLON, IMPRIMEUR.

1883

HALLUCINATIONS

DE LA

MUSCULATION

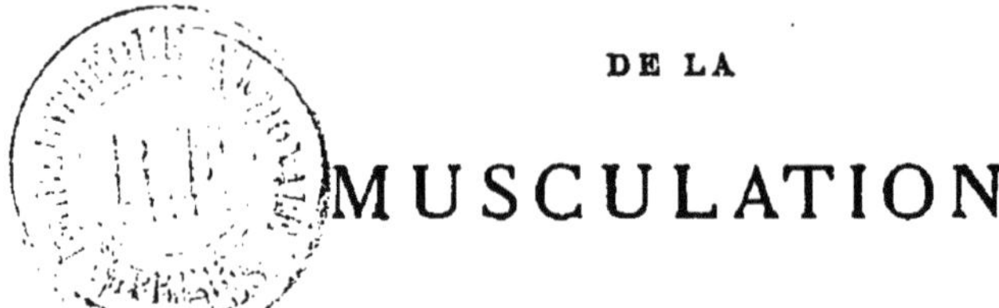

La théorie de la sensation devait se ressentir du mouvement analytique qui a transformé, depuis le commencement du siècle, la plupart des notions biologiques, et le résultat de cette analyse a été le remplacement de la vieille doctrine des cinq sens par celle des huit sens. Le désordre, il est vrai, s'est un peu introduit dans cette question, comme dans beaucoup d'autres, quand il a fallu passer de l'ancienne doctrine à la nouvelle ; nous n'en donnerons pour preuve que l'invention du sens de la *douleur* considéré comme sens spécial et non comme propre à chaque sensation, quand elle atteint un degré exagéré d'intensité. Mais, quoi que puisse décider l'avenir, il est deux sens dont l'existence distincte et irréductible à d'autres, nous paraît désormais incontestable : Ce sont la *calorition* et la *musculation*, auxquels il faut joindre aussi l'*électrition*, qui est, il est vrai, peu développée dans l'espèce humaine, mais devient très importante chez certains tout comme les *voix* et les *visions*. Les vies des saints, des extatiques et des possédés abondent en faits de ce genre.

Nous avons, une première fois, en 1863, appelé l'attention de nos confrères sur les hallucinations du sens musculaire dans le n° du 6 juillet de la *Gazette hebdomadaire*, et, aujourd'hui comme à cette époque, nous croyons qu'il faut leur attribuer exclusivement les sensations subjectives de *pesanteur* et de *légèreté*, telles que chute dans un gouffre, précipitation dans l'espace, sensation de voler, ravissement des mystiques, etc...

Prenons d'abord nos exemples dans le rêve, qui diffère certainement de l'hallucination au point de vue pratique, mais non au point de vue abstrait. Et cela nous permettra d'invoquer directement notre propre expérience, comme de faire appel à celle de nos lecteurs.

Vous êtes sur le haut d'une tour ou sur la margelle d'un puits ; tout à coup, une force invisible vous pousse, vous vous sentez tomber avec rapidité, non comme dans une simple chute de votre hauteur, mais d'une façon prolongée ; vous essayez en vain de vous retenir. L'émotion vous réveille souvent avant d'être arrivé par terre ou dans l'eau, ou au fond du gouffre ; mais je crois connaître parfaitement la sensation que j'éprouverais si je me précipitais du haut d'une colonne.

Autre rêve : vous êtes couché, endormi ; tout à coup vous vous réveillez ou du moins vous le croyez. Ce sont des voleurs. Vous voulez vous lever ; impossible de mouvoir un membre. Vous voulez crier ; pas de voix : une force insurmontable vous retient. Vous êtes cloué, sans défense ; l'effort pour vous mouvoir ou pour appeler est considérable. Vous vous réveillez véritablement cette fois, et courbaturé comme si vous aviez fait une longue course.

Chute dans l'espace ou efforts infructueux pour se mouvoir, telles sont les deux formes générales de la sensation subjective de pesanteur ou de lourdeur quand elle atteint tout le système musculaire ; mais l'hallucination peut être partielle, et n'affecter qu'un bras ou une jambe. Une dame rejette avec indignation une seringue qu'elle croit pleine de mercure. D'autre fois c'est un sentiment de contraction sur l'estomac, de poids qui vous étouffe, comme si l'on avait un animal sur la poitrine. Tel est le cas des *incubes*, des cauchemars...

Voyons maintenant la sensation de légèreté.

J'ai éprouvé plusieurs fois, dans des rêves, la sensation délicieuse que je n'étais plus ou presque plus soumis aux lois de la pesanteur. Avec un mouvement natatoire comme celui d'un plongeur qui veut remonter à la surface de l'eau ou un léger mouvement de mains agissant comme les ailes d'un oiseau qui plane, je pouvais me maintenir à plusieurs mètres en l'air, m'élever quelquefois assez haut ; jamais autant que j'aurais voulu. Pour un mystologue j'aurais encore été empétré dans les liens de la matière. On prétend en effet que les jeunes filles pures sont plus que d'autres sujettes à ces rêves aériens. Quand la fourmi est fécondée, elle perd ses ailes ; en serait-il de même pour les vierges de l'humanité ? La fréquence de ces hallucinations chez les saints semblerait justifier cette vue que la sensation de légèreté est surtout en rapport avec une certaine culture morale et la pureté de l'âme.

J'ai toujours constaté, pour ma part, que l'hallucination de pesanteur confinait presque au cauchemar et celle de légèreté à un envahissement de bien-être. Puisqu'il est établi à peu près partout qu'on *descend* dans les enfers et qu'on *monte* au ciel, il doit y avoir à cette unanimité une raison physiologique. Ce qu'il y a de certain, c'est que la plupart des mystiques qui ont parlé ou écrit sur ce sujet signalent la pénétrante douceur de la sensation ascendante. Dans la vie ordinaire, toute sensation de lourdeur ou de pesanteur est pénible ; on dit au contraire d'un homme heureux ou bien portant qu'il se sent léger. On prétend toutefois que sainte Geneviève de Paris guérit douze possédées qui se tenaient toutes en l'air en poussant des hurlements, et se plaignant des tourments qu'elles enduraient dans cette position que d'autres trouvent délicieuse. Un écrivain cité par Brière de Boismont, en se sentant voltiger dans l'air, avait les cheveux hérissés et la figure peignant l'effroi.

L'hallucination quelquefois est mixte, et la légéreté se combine avec l'effort et la fatigue. Vous êtes poursuivi par des voleurs ; vous fuyez et ils vous suivent. La course, d'abord normale, devient vertigineuse. On ne court plus, on vole à ras de terre, franchissant les rues et les plaines d'une enjambée, toujours talonné par les malfaiteurs qui vous gagnent. Vous vous réveillez brisé. Il y a donc là, malgré la légèreté, effort désespéré et infructueux et sensation de fatigue.

Toutes ces sensations subjectives se retrouvent dans les récits des aliénés, mais n'ont pas attiré autant que les sensations visuelles ou auditives l'attention des médecins. Nous croyons que si l'on observait attentivement à ce point de vue les rêves des ataxiques, surtout au début, on rencontrerait fréquemment chez eux des sensations musculaires ; car l'ataxie musculaire progressive n'est pas autre chose pour nous qu'une altération de la musculation, dont les lésions anatomiques pourraient nous conduire à la découverte du siège exact de la fonction.

Beaucoup de mélancoliques agités, dont la physionomie exprime l'angoisse, la terreur, racontent, quand ils sont revenus à eux, qu'ils éprouvaient dans leur délire des sensations analogues ; mais pour eux le réveil se fait attendre des semaines et des mois. « Presque toutes les nuits, raconte un malade, une femme dont la figure ne m'est pas inconnue, vient près de moi, s'élance sur ma poitrine et me presse si violemment que je puis à peine respirer ; si je veux crier, elle me suffoque, et plus je cherche à élever la voix, moins je le peux. Bien plus, je ne peux me servir ni de mes bras pour me défendre, ni de mes pieds pour fuir. Elle me tient lié et garotté sur place. » (Brière de de Boismont, *Hallucinations.)*

On lit dans l'ouvrage de M. Moreau sur le hachisch : « J'étais assise sur un canapé ; pourquoi, m'écriai-je tout à coup, me clouez-vous les membres ? Je sens que je deviens de plomb. Ah ! comme je suis lourde ! On me prit les mains pour me faire lever et je tombai lourdement par terre.

« Alors il se passa en moi quelque chose d'affreux : j'étouffais et je suffoquais, je tombais dans un puits immense, sans fond, le puits de Bicêtre. Comme un noyé qui cherche son salut dans un frêle roseau qu'il voit lui échapper, de même je voulais m'attacher aux pierres qui entouraient le puits, mais elles tombaient avec moi dans cet abîme sans fond. Cette sensation fut pénible, mais elle dura peu... »

Dans un autre cas cité par Kempfer, des amis à lui, après avoir pris du hachisch, montèrent à cheval et il leur semblait qu'ils volaient dans les airs sur les ailes de Pégase.

Mais ce sont surtout les écrivains mystiques que l'on peut consulter sur cette question, au grand profit de la science, à la seule condition de considérer comme subjectif ce qu'ils donnent comme absolument réel.

La mystique est diabolique ou divine : l'une concernant les possédés, l'autre les saints. La difficulté pratique est souvent de les distinguer, car ils possèdent les mêmes propriétés miraculeuses, comme celles du transport dans les airs, de la divination, etc. On n'a jamais pu savoir exactement si Jeanne d'Arc était inspirée ou possédée. Heureusement que cette distinction, où se sont égarés les casuites les plus retors, n'est pas nécessaire à notre thèse.

On sait comment les sorcières partaient pour le sabbat : par la cheminée généralement et elles étaient transportées à travers les airs. Le *vol diabolique* est reconnu comme une des propriétés que peut conférer le malin esprit. Dans la *bibliothèque diabolique* publiée par Bourneville et Teinturier, nous voyons que « les sorcières se rendaient au sabbat de différentes manières. Les unes se mettent sur un bâton blanc et puis prononcent certains mots, et, dehors, sont portées par l'air jusqu'à l'assemblée des sorciers ; ou bien elles y vont sur un gros mouton noir qui les porte si vite en l'air qu'elles ne se peuvent reconnaître. Thienne Paget rapportait que le diable s'apparut à elle la première fois, en plein midi, en forme d'un grand homme noir, et que, comme elle se fut baillée à lui, il l'embrassa et l'éleva en l'air et la transporta en la maison du pré de Lonchamors, où il la connut charnellement, puis la rapporta au lieu même où il l'avait prise. Antide Colas disait que le soir que Satan s'apparut à elle... il la transporta au sabbat et qu'aux autres fois il venait la prendre sur son lit et l'emportait comme un vent froid, l'empoignant par la tête. »

Les possédées, qui étaient presque toujours des hystériques, avaient donc souvent des hallucinations musculaires. « On rapporte, *dans la vie de sainte Claire*, qu'une femme, Alexandrine de Fraito, au diocèse de Pérouse, fut possédée du malin esprit. Celui-ci la fit voler comme un oiseau jusqu'au haut des rochers qui s'élèvent sur le bord du fleuve. Elle put sans difficulté se suspendre à une branche d'arbre très faible et s'y balancer en jouant. Elle perdit en même temps l'usage du côté gauche et sa main devint percluse à cause de ses péchés. Elle s'adressa à la sainte et se repentit des fautes qu'elle avait commises. Elle recouvra la santé et le démon la quitta. »

L'histoire des possédés est pleine de faits de ce

genre. Ils grimpent le long des colonnes, sont transportés dans les clochers ; puis la sensation inverse apparaissant, ils sont violemment rejetés sur le sol ou précipités dans les vallons, et c'est en cela, si j'étais théologien, que je ferais consister la malice diabolique ; l'extase des saints ne présentant que le phénomène d'élévation et jamais, que je sache, celui de précipitation.

Voyons, comment se manifeste chez eux le phénomène hallucinatoire.

Ils ont le don de *marcher sur l'eau*. Saint Pierre d'Alcantara ne voyageait pas autrement. Un jour, trouvant le Guadiana enflé par les pluies, il fait une courte prière et entre résolument dans le fleuve, qu'il traverse, n'ayant de l'eau que jusqu'à la cheville ; et bien souvent, dans le cours de sa vie, le même phénomène se reproduit.

L'esprit toujours tendu vers une image subjective, comme les extatiques, et étranger aux choses extérieures, marchant ou croyant marcher vers des lumières merveilleuses qui l'attirent et l'éblouissent, il ne voit ni les fleuves ni les torrents qui se trouvent sur sa route et continue sa marche comme s'il était en terre ferme... Puis, quand il revient à lui, il reste confus et étonné. Il lui arriva une fois, après avoir franchi un fleuve, d'aller frapper chez le batelier croyant qu'il était encore de l'autre côté, pour le prier de lui faire passer l'eau. Le batelier lui dit qu'il était fou et lui conseilla d'attendre le jour. Si l'on admet avec nous que ce batelier irrévérencieux n'a jamais existé que dans le cerveau extatique de saint Pierre d'Alcantara, on conviendra que cet honnête saint se disait parfois à lui-même des choses un peu trop dures. L'extase n'est pas la folie. Halluciné, à mon avis, aurait suffi.

Quand on constate combien lentement et péniblement la raison humaine est arrivée à l'état positif, et la difficulté qu'ont aujourd'hui encore tant de personnes à faire la part du subjectif et de l'objectif dans les notions humaines, on ne s'étonnera nullement qu'à une époque où le dogme religieux favorisait certaines croyances, les phénomènes hallucinatoires que nous signalons aient été acceptés sans contestation comme réels, et considérés comme une manifestation de l'état de sainteté. Et cette idée n'est pas absolument fausse, car l'extase et les phénomènes qui l'accompagnent ne se rencontrent pas chez le commun des hommes. Elle exige généralement certaines conditions morales, telles que la réglementation de la vie nutritive, l'habitude de la prière et de la vie intérieure, une forte croyance, toutes choses propres à certaines natures, supérieures, en somme, à la moyenne humaine. Il n'est donc pas étonnant que les masses, pleines de respect pour ces saints personnages qui ne semblaient pas soumis aux faiblesses et aux exigences vulgaires, aient vu une faveur de la bonté divine dans ces phénomènes alors inexpliqués, même pour les docteurs.

Echapper aux lois de la nature, dominer les éléments et leur donner des ordres, devenir incorruptible, invisible, invulnérable, incombustible, sont pour les catholiques, comme pour les bouddhistes, et en général toutes les doctrines théologiques, des priviléges de la sainteté.

La marche sur l'eau suppose encore un certain degré de pesanteur, d'autant plus que les hallucinés enfoncent quelquefois jusqu'à la cheville, souvent même jusqu'à mi-jambe; quelques-uns glissent doucement sur le liquide, le touchant à peine, ou voguent doucement sur leur manteau préalablement étendu; mais il est des cas où l'extatique est entièrement soulevé de terre et plane dans l'air à des hauteurs différentes, entièrement soustrait aux lois de la pesanteur. C'est ce qui est arrivé plusieurs fois à saint Pierre d'Alcantara, à Marie d'Agréda, à sainte Thérèse. C'est souvent au moment de la communion que le soulèvement a lieu. Ils planent sans effort et il suffit de souffler sur eux pour les agiter comme une plume ou une feuille.

D'autres fois, au contraire, ils sont pris, enlevés brusquement à des hauteurs considérables et même jusque dans le ciel. C'est le *ravissement*.

Sainte Thérèse, qui est une remarquable intelligence et qui a analysé très finement tous ces phénomènes d'après sa propre expérience, dit : « De même que les nuages attirent la vapeur de la terre, ainsi Dieu élève l'âme jusqu'à lui pour lui manifester ses trésors. Il n'y a pas moyen de résister à l'extase; et l'âme bien souvent est enlevée de terre par Dieu comme par un aigle, sans savoir où il l'emporte, sans aucune préparation ou coopération de sa part; elle est alors saisie d'une sorte de terreur mêlée cependant d'une grande suavité. Il faut du courage en ces circonstances pour s'abandonner à la conduite de l'esprit qui vous enlève et dont l'action se joue de vos résistances. « J'ai essayé ouvent de résister à l'extase. J'y ai réussi quelquefois, mais je me sentais, après, *épuisée comme si j'avais lutté contre un géant...* D'autres fois, cependant, mes efforts étaient inutiles, tout mon corps était enlevé de terre... Lorsque j'essayais de résister, il me semblait qu'une force extraordinaire était sous mes pieds et me soulevait... »

Brière de Boismont, dans son ouvrage sur les *hallucinations*, signale cette *sensation de voler*, mais sans la rattacher à la musculation, dont il ne fait pas mention. Un littérateur de ses amis lui disait quelquefois : « Je vole, ne m'arrêtez pas. » Un autre se sentait voltiger dans les airs, disant : « Quelle chose étonnante ; je vole comme le vent, je rase les précipices, les montagnes ».

Madame d'Arnim, l'ami de Gœthe, disait, en parlant de ce fait : « J'avais la certitude que je volais et que je planais. Une simple pression élastique de la pointe du pied, et j'étais dans les airs. Je planais silencieusement et avec délices à deux ou trois pieds de terre. Je redescendais, je remontais encore ; je volais de côté et d'autre, et puis je revenais... »

Un doute m'est venu quelquefois. Chez beaucoup d'extatiques et d'hystériques, l'abolition du tact, qui fait que les sujets ne perçoivent plus le sol sur lequel ils sont agenouillés, ne suffirait-elle pas pour expliquer la sensation aérienne ? Cette suppression de tous les rapports avec l'extérieur doit évidemment favoriser le phénomène du ravissement, mais il nous semble que cela ne peut rendre compte de la perception très nette du mouvement de *transport*, de rapt subit et violent à travers les espaces et à de grandes hauteurs. Ainsi, l'illuminé Engelbrecht dit : « Alors je fus transporté dans l'espace avec la vitesse d'une flèche lancée par un arc. » D'ailleurs, cette sensation de transport ne se rencontre pas ordinairement dans le cas d'anesthésie cutanée, et peut aussi se présenter sans elle, ce qui nous paraît lui constituer une existence entièrement distincte.

J'ajoute que la plupart de ceux qui ont bien analysé le phénomène dont ils étaient le siége, et notamment sainte Thérèse, signalent la sensation d'épuisement, de fatigue, d'effort qui serait inexplicable dans la théorie de la simple abolition du tact.

Je borne ici cette étude qui pourrait être facilement étendue, les observations ne manquant pas. J'en ai dit assez pour expliquer ma pensée et pour que ceux qui me liront puissent apprécier si elle est juste. Une question délicate est de savoir si d'autres sensations délirantes ou phénomènes hallucinatoires ne doivent pas être rapportés au sens de la musculation. Quand un aliéné se croit invisible, quand il se rapetisse à volonté, de manière à passer par le trou d'une serrure, quand il sent ses membres s'allonger ou se raccourcir, quels sont l'état et le rôle du sens musculaire ? Un homme qui avait pris du hachisch, voulant monter en voiture, ne pouvait parvenir à poser son pied sur le marchepied ; ses jambes s'allongeaient à mesure qu'il fléchissait le genou. Il m'est encore arrivé en rêve de pénétrer sous une voûte par une large ouverture qui se rétrécissait graduellement, au point que je rampais sous terre, suffoqué, ne pouvant bientôt plus avancer ni reculer. C'est toute cette série de sensations que Darwin a voulu isoler et attribuer à un sens spécial de l'*extension*. Peut-être n'y a-t-il là qu'une hallucination tactile ; peut-être est-elle mixte.

En revanche, dans l'invulnérabilité, autre propriété mystique, il y a certainement concours du sens musculaire. Lorsque les convulsionnaires de saint Médard se faisaient administrer, sous le nom de *secours*, des coups de chenets sur le ventre et les reins, et n'en éprouvaient, comme l'indique leur appellation habituelle, qu'une sensation délicieuse, l'affection dépassait évidemment la peau et s'étendait jusqu'aux masses musculaires. C'est, du reste, en biologie, le propre de toute question soulevée ou même résolue, de découvrir derrière elle un monde de questions nouvelles. Que ces courtes observations fassent réfléchir quelques-uns, et je serai satisfait.

LA CONQUÊTE
DU MICROBE

Lorsque sur la terre, enfin refroidie, les animaux apparurent, longtemps la question resta indécise de savoir auquel d'entre eux appartiendrait la planète, et rien ne prouvait que ce serait l'homme. Les théologiens, rendant constamment à Dieu ce qui appartient à l'Humanité, racontent que ce père adorable avait tout préparé avec amour pour notre venue. Mais ceux qui ont étudié l'histoire de notre origine autre part que dans la bibliothèque du Paradis terrestre, savent combien il faut rabattre de cette gracieuse réception.

C'était inhabitable et peuplé de bêtes sans nombre qui nous disputaient la place. Il a fallu des milliers de générations humaines, luttant sans relâche, pour conquérir péniblement la terre sur les grands végétaux et les grands animaux, et approprier à nos besoins le sol, qui se défendait par des mortelles émanations telluriques. Et si nous trouvons aujourd'hui, en contemplant les résultats obtenus, que tout cela est bon, l'honneur, comme la reconnaissance, doivent en remonter à nos ancêtres disparus, à l'Humanité, dans laquelle nos métaphysiciens s'obstinent à ne voir qu'une abstraction, comme si les abstractions avaient à leur actif de pareilles campagnes. Quant à Dieu, ses préférences étaient manifestement pour les poissons, si c'est lui, comme on le prétend, qui leur a donné les trois quarts du globe d'une manière indélogeable. Et si son plan a échoué, c'est qu'à l'inverse d'un maréchal célèbre, il a manqué d'eau !

Bien qu'il ne puisse y avoir de doute aujourd'hui sur l'issue de la grande opération sociale qui doit nous livrer tout le domaine terrestre, cette conquête n'est pas tellement terminée qu'on ne puisse juger ce qu'elle a dû coûter. Aujourd'hui encore, dans l'Inde seulement, plus de vingt mille êtres humains succombent annuellement sous la dent des tigres ou la morsure des serpents. En outre, et c'est là ce dont nous voulons nous occuper en ce moment, d'autres ennemis se sont révélés dont la nature exigeait un certain développement scientifique de civilisation.

L'épuration de la terre au profit de l'homme exige, pour être complète, une dernière campagne contre les animaux et végétaux microscopiques, le monde des infiniment petits, le *microbe*, selon une appellation qui tend à prévaloir.

Se développant dans les milieux organiques, le microbe peut se conserver à l'état de germe dans l'atmosphère sous forme de poussière desséchée, n'attendant qu'une occasion pour pulluler avec la terrible fécondité des organismes inférieurs. Abandonnez à l'air, dans votre chambre, un liquide organique quelconque, et, au bout de peu de temps, le microbe en aura pris possession, ce qui, récemment encore, avait fait croire à la génération spontanée.

On comprend facilement que le corps de l'homme soit pour lui un terrain merveilleusement fécond. Aussi toutes nos ouvertures naturelles sont-elles parfois de véritables réservoirs où grouillent des organismes de toute espèce qui, au moment précis où cesse la vie, se mettent à émigrer dans tout le corps, s'emparant de leur proie, *vibrions* ouvriers de la mort, dont Dumas a dit, dans son *Etrangère*, qu'ils sont émissaires de Dieu, accomplissant leur fonction de désorganisation.

Mais il en est de plus dangereux dont l'invasion provoque la mort au lieu de l'attendre. Tel est le vibrion pyogénique qui, dans les milieux confinés surtout, s'attaque à nos opérés, à nos nouvelles accouchées, à tous ceux qui présentent une plaie, pénètrent dans le corps par cette brèche ouverte, s'introduisent dans le sang où ils rampent flexueux à travers les globules, comme les serpents à travers les hautes herbes, viciant toutes les actions vitales et allant fonder, loin de leur point de départ, de véritables colonies pyogéniques qui déterminent les graves états connus sous le nom d'*infection* ou *résorption purulente, abcès métastatiques, septicémies*, etc.

Tel est le cas, plus dangereux encore, de la maladie charbonneuse où le microbe, à peine introdûit par la moindre piqûre, détermine, en quelques heures, des accidents mortels, par la foudroyante prolifération de *bactéridies*, donnant naissance à un virus d'une puissance telle qu'un homme touché est presque un homme perdu, et qu'il suffit parfois de quelques heures pour terrasser toutes les bêtes d'une étable.

Tels sont encore certains cas de gangrène ; mais je n'ai pas à faire un dénombrement. Il nous suffit d'avoir établi que beaucoup de maladies dangereuses ont pour origine un parasite animal ou végétal, et à cette question, élucidée par la science, en succède immédiatement une autre : Comment s'en débarrasser ?

En les détruisant, quand on peut les atteindre directement, comme dans le cas de la gale devenue aujourd'hui une affection bénigne qu'une friction fait disparaître. De même les chirurgiens modernes attaquant avec l'acide phénique les vibrions du pus, tarissent la source de cette humeur morbide, évitent l'infection putride et, ne redoutant plus les ouvertures articulaires et les vastes ablations de substances, osent des opérations devant lesquelles reculaient leurs maîtres de la génération précédente.

Dans les cas virulents on a tenté, par l'inoculation, de provoquer chez les sujets une maladie bénigne qui les exempterait d'une maladie grave, de même qu'on agissait, au siècle dernier, pour la petite vérole, avant la découverte du vaccin jennérien. Mais ce procédé, jusqu'à nos jours, était resté empirique. Ce sont les travaux modernes, et notamment ceux de M. Pasteur, qui l'ont rendu rationnel et systématique et qui ont fait, comme je le dis en tête de cet article, la conquête du Microbe.

Comme un jardinier cultive des plantes et fait avec les espèces sauvages des espèces civilisées, développant chez chacune d'elles les qualités utiles à l'homme, M. Pasteur s'est fait jardinier en végétaux microbiques. Convaincu que chaque virus est dû à l'existence d'un organisme microscopique spécial, il cherche et

isole ce microbe, puis l'ensemence dans ce qu'il appelle
un liquide de culture, levure de bière, urine, bouillon
de poulet... et avec les précautions les plus délicates,
pour éviter les causes d'erreur, il étudie le développement et l'évolution de son microbe, sa manière de naî-
tre et de mourir, dans quelles conditions précises de
chaleur ou d'oxygénation ce sauvageon d'espèce nouvelle conserve sa propriété virulente, dans quelles autres cette virulence est augmentée ou atténuée.

En un mot, il les cultive, et il est parvenu à créer
ainsi, dans le monde microscopique, des variétés nouvelles et même des races douées héréditairement de
propriétés opposées au tronc d'où elles sortent. Mer-
veilleux résultat du génie de l'homme qui ploie et
assouplit sous sa volonté intelligente les générateurs
de ces abominables fléaux, les contraint de dépouiller
leur léthifère influence pour devenir salutaires ! Le
virus poison devient virus vaccinal : le microbe mortel
microbe bienfaisant. Il y a là, comme on voit, autre
chose qu'un fait empirique ; il y a une méthode qui
comporte des développements. C'est un chapitre de
plus, ajouté à l'action totale de l'humanité sur sa planète. C'est le monde microscopique devenant tribu-
taire de l'homme. Après le chien et le cheval, la vigne
et le blé, c'est le microbe conquis !

Je ne voudrais pas grandir outre mesure M. Pasteur. Son œuvre exige évidemment plus de patience
et d'ingéniosité que de puissance intellectuelle. En
outre, si dans ce mouvement progressif il représente le
point culminant, il ne remplit pas toute la route par-
courue avant ou après lui par Davaine Toussaint,
Arloing, Cornevin, Thomas et tant d'autres, français

ou étrangers, les uns préparant, les autres complétant ou perfectionnant la découverte ; ce qui nous ramène toujours à la notion d'Humanité dont l'effort collectif obtient des résultats qu'aucun effort individuel ne saurait atteindre ; et en même temps apparaît la supériorité morale de cette notion sur celle de Dieu.

Quand on dit en effet de ce dernier qu'il a toujours placé le remède à côté du mal, cela ne le disculpe en rien, puisque étant de sa nature tout puissant, il pourrait s'occuper plus utilement qu'à ces niaiseries compensatives ; tandis que dans l'humanité, irresponsable du mal, nous pouvons admirer sans réserve l'effort soutenu pour nous en préserver.

Aux expériences de laboratoire de M. Pasteur il fallait une confirmation pratique. Elle a eu lieu, et il faut reconnaître qu'elle a été triomphale. C'est la mémorable expérience de Pouilly-le-Fort, près Melun, faite au mois de mai 1881.

La Société d'agriculture de Melun avait mis à la disposition de M. Pasteur quarante-huit moutons, deux chèvres et dix vaches. Il leur dit : « Je vaccinerai d'abord vingt-quatre moutons, une chèvre et six vaches avec mon virus cultivé et atténué qui préserve du charbon. Puis, quelques jours après, j'inoculerai en bloc toute la masse avec du virus très virulent. Les animaux primitivement vaccinés ne subiront aucun effet de cette dernière inoculation, tandis que les autres, les vingt-quatre moutons et la chèvre mourront ; les vaches ne mourront pas, mais seront très malades. »

Et les choses se passèrent ponctuellement comme il l'avait annoncé. Quarante-huit heures après l'inoculation générale, les animaux vaccinés avaient toutes les apparences de la santé. Vingt et un moutons et la chèvre non vaccinés étaient déjà morts ; deux autres moutons moururent sous les yeux des spectateurs, et le dernier de la série s'éteignit à la fin du jour. Les vaches n'étaient pas mortes, mais elles étaient très malades.

L'assistance, émerveillée, battit des mains et c'était justice ; car, devant un résultat aussi conforme à ce qui avait été prédit, on se sent venir malgré soi à l'esprit cette formule de l'Évangile : « Et cela arriva, afin que la parole s'accomplît. » N'est-ce pas, en effet, la véritable prophétie de l'avenir que cette prévision scientifique basée sur l'observation rigoureuse des faits qui permet aux opérations intracérébrales de marcher parallèlement avec la succession des phénomènes extérieurs, de façon à les reproduire comme un miroir reflète un objet.

Je ne fais qu'esquisser l'histoire de cette importante découverte sans pouvoir insister sur le mouvement qui l'a suivie. Naturellement, dans les esprits jeunes et hardis, des illusions ont surgi. La mode est au microbe et l'on ne serait pas éloigné d'en faire la base d'une nouvelle synthèse médicale ou d'y trouver au moins la formule de toutes les maladies virulentes, infectieuses et contagieuses. On le cherche dans le virus de la rage, on le soupçonne dans la phthisie, dans la syphilis ; on croit l'avoir trouvé dans la lèpre, le pus blennorrhagique, et il tend à détrôner le vieux *miasme* des fièvres intermittentes. A la condition de ne jamais prendre une hypothèse pour un fait, et un désir pour une réalité, il est permis et même utile aux savants de sortir du constaté pour entrer dans le possible. C'est pourquoi nous disons que le jour viendra peut-être où un Pasteur de l'avenir, tenant dans son liquide de culture les microbes de la fièvre jaune, du choléra et de la peste, nous montrera au bout de sa lancette les fils apprivoisés de ces redoutables fléaux transformés en vaccins de leurs pères. Quelque éloigné et douteux que soit encore un résultat aussi grandiose, il est possible, et doit par conséquent être tenté, car il ne dépasse pas les limites permises de l'idéal scientifique moderne. N'avons-nous pas vu, dans le passé, un exemple de progrès bien plus admirable, quand les antiques sacerdoces préludant à la lente transformation toute sociale de la femelle humaine en femme, constituèrent gardiens jaloux de l'indispensable pureté virginale, ceux qui étaient le plus à même de la flétrir, et ont créé, par une culture morale spéciale, des races d'hommes qui respectent leurs filles et leurs sœurs.

Contemplons donc l'avenir avec assurance et ne dénigrons pas le passé. A la triste et confuse philosophie pessimiste qui nous vient d'Allemagne, prêchant le désespoir social, la claire et énergique philosophie française, fille de la Révolution et de la science, répond en nous ouvrant légitimement la porte des plus audacieuses espérances et en promettant la fin de la misère et de la maladie ; car bien que de grandes choses aient déjà été accomplies, nous n'en sommes qu'au début de la construction du bonheur, et les deux notions connexes de Progrès et d'Humanité commencent à peine à se concreter dans les cerveaux encore obscurcis par l'immobilisme théologique.

Vichy. — Imp. Wallon